Beautiful Life

Beautiful Life

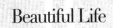

Beautiful Life

Beautiful Life

Restorative Yoga
and
Spirituality

心靈靜瑜伽

瑜伽的文藝復興

Michelle Chu

文・圖

Contents

第

一

章

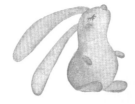

瑜伽總論

第
二
章

靜瑜伽的練習觀念與原則

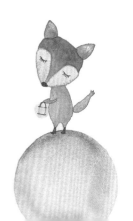

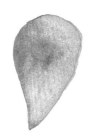

第

三

章

靜瑜伽練習要點

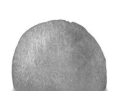

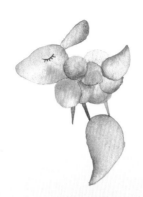

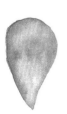

第
四
章

居家練習

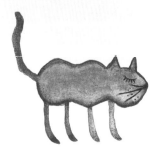

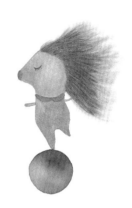

第
五
章

適合練習靜瑜伽的
生活時刻與族群

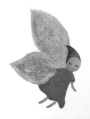

第

六

章

瑜伽墊外的生活覺察

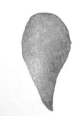

第

七

章

心靈、夢境與直覺

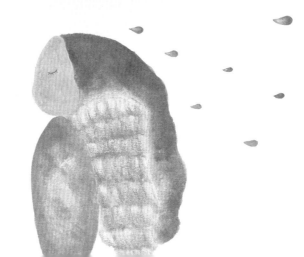

瑜伽心靈的文藝復興

在《瑜伽經》中，一百九十六條經文裡，講述體式（Asana）的經文只有兩則：

（Ⅱ.46）體式必須穩固與舒適。

（Ⅱ.49）體式掌握了姿勢以後，便要控制呼吸。

這意味著，現今我們所知的瑜伽體式，在瑜伽經文中只占約 1%，其他的經文，講述的是瑜伽練習真正的目的與意義，以及如何運用瑜伽攝心、禪定、靜坐冥想，進而讓心智與身體解脫，並提升靈性。

我的上本著作名為《正念陰瑜伽》，這本名為《心靈靜瑜伽》，兩本不同之處，是從不同的切入點來了解並深入瑜伽。

走上瑜伽這條路，其過程有點像是「瞎子摸象」：有四個盲眼人，同時觸摸同一隻大象，因為著手觸摸的位置不同，而對同一隻大象的形容天差地遠。但這些聽起來天差地遠的形容，卻也都是大象全貌的一部分。

不論是陽剛的瑜伽練習，抑或是靜態的陰與靜或呼吸、冥想的練習，這些練習都是體知瑜伽全貌的不同切入點。

重點是帶著敞開的心，在所有的練習中，專注精細地去感知。用全面身心靈去感覺和知道（感知）練習中發生的一切。瑜伽練習者，將能夠跨越瑜伽類型與門派的定義、練習名稱與方式的不同，在入世的凡塵世俗生活中，來到體悟並活出瑜伽的境地。

願這本書，帶給你美好的閱讀經驗與學習，一字一句、顏色、畫作，以至裝訂方式，與書捧在手中的觸感，這些種種細節，都能帶領你一嚐靜瑜伽內在柔軟又豐盛的精神意境。

祝　日好

Michelle 敬筆
2019 仲夏

本書使用說明

本書為符合靜瑜伽的精神,特意將書中排版留白許多,希望能夠傳遞留白與文字同等重要的精神。

正如同生活中,努力與臣服同等重要,當一頁的空間沒有被文字塞得滿滿時,在閱讀上較為容易,因為眼睛與大腦不需一次處理與吸收過多資訊。

除了留白的空間,作者亦首創以類新詩的方式來撰寫瑜伽教學工具書,希望在簡短的篇章中,仍然能夠傳達與靜瑜伽相關的專業知識、練習要點,與其精神意涵。

書中的插畫,則將它取名為「閉眼系列」(因為所有的原創人物都是閉眼睛的),這是因為:通常我們要休息時,第一件要做的事情就是閉眼睛。這是閉眼的第一個原意;再來就是,閉眼在靜坐禪修中的意思是讓眼睛不再往外看,將向外的注意力轉向內在,進而探索內在的心靈世界:「我是誰?」

書中有許多的泡泡，看起來像是泡泡，也像是眼淚，眼淚的部分象徵著我們生命中經歷的種種，與內在靈性開展中所要經歷的一切苦痛、足以流淚的喜悅。泡泡的部分則象徵生命的乍現美好與短暫。原創人物的童趣部分，是提醒著，保有一顆赤子之心；原創人物的意象沒有特別明顯，也是為了保有孩子般的想像力。整個畫風的寧靜感則象徵著永恆。

沒有人物的背景意境圖的暈染，象徵著生命自由開展的流動與方式。

若你尚未練習過瑜伽，可從較生活化的章節：第四、五、六章開始閱讀。已有瑜伽基礎者，可從第三章＜靜瑜伽練習要點＞開始閱讀，若為瑜伽教學者，可從第一、二章開始閱讀，了解靜瑜伽之緣起。

願每位讀者們能沉浸在放鬆、充滿留白空間的寧靜氛圍中享受閱讀。

本書使用說明

瑜伽總論

接下來的篇章會討論到瑜伽的緣起，以及陰陽瑜伽的區別，
還有什麼是靜瑜伽，並說明各練習的原則性。

透過本章，你可以一窺瑜伽的其他面向和作用，並且了解到「層鞘」為何，
透過此，發現瑜伽不只是大多數人所強調的「體位法」，
而是透過「身」的帶動，進入到「心」，
再進入到「靈」的層面，因而完整了解瑜伽的全貌。

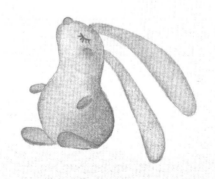

1 — 1
現今瑜伽緣起

近代的瑜伽歷史與傳承，源自於一代宗師 Krishnamacharya，他有兩個最主要的弟子，一位就是艾揚格（B.K.S. Iyengar），後來發展了艾氏瑜伽。

艾氏瑜伽的特色，就是在哈達瑜伽體式中，透過輔具來練習，每個體式的停留時間較長，至少一分鐘以上。

Krishnamacharya 的另一位弟子是 Sri Pattabhi Jois，他投身於阿斯坦加（Asthanga）八肢學派的教學。傳至西方北美一帶，慢慢演化成了流動瑜伽（Vinyasa），每個體式停留一～五個呼吸，與哈達類型的瑜伽練習相較之下較為流動，節奏也相對較快，並以特定的方式，在體式之間串連。

流動瑜伽，是隨著呼吸的吐納節奏，順著呼吸，以鱷魚式（chaturanga）——上犬式（updog）——下犬式（downdog）這三個動作串連於瑜伽體式之間。

1－2
何謂陽剛瑜伽練習

一般陽剛練習，通常每個動作停留五到八個呼吸，需要骨骼與肌肉來到正位。

這種練習需要啟動肌肉，好比腿、軀幹、手都要用力。可能練習十分鐘後就會開始流汗，肌肉纖維因呼吸與體式產生熱能，隨著呼吸跟氣與血液流動，肌肉纖維開始受到肌力訓練，也同時延展。

最常見的例子是，當完成五次拜日式之後，腿會有變長的感覺，原本離地面有點距離的腳跟，因著肌肉纖維的延展性，開始慢慢降下、靠近，或來到地面上。

凡依此主動練習原則的，都可被稱做陽剛練習。基礎瑜伽、哈達瑜伽、熱瑜伽、流動瑜伽、八肢瑜伽等，都在此範疇內。

第一章
瑜伽總論

1 — 3

何屬陰柔瑜伽練習

肌肉像是一束束的管子。

想像一下，飲料店裡有包著塑膠袋的一桶吸管，而肌肉就像是吸管，筋膜就是將吸管包覆起來的薄袋。

筋膜必須要在體式中停留三分鐘以上，才能完全受到影響。若體式停留不足三分鐘，大部分影響則會發生在肌肉及淋巴層面。

三分鐘是血液離開心臟再重回到心室的完整循環時間，所以要讓血液走過身體一遍，用被動而非主動的方式去練習。這是與陽剛練習最大的不同處。

以上描述的就是陰柔瑜伽的練習。

陰瑜伽、靜瑜珈、睡眠瑜伽，都在此範疇內。

1 — 4

陰瑜伽

在陰瑜伽的練習中，即便有抱枕、毛毯、磚塊等輔具，體式本身仍會在關節處創造暫時性的壓力，以致結締組織很有感覺。

比如說在髖關節及肩膀處，或者在扭轉姿勢中，脊椎兩側會有明顯感受。

雖然用最少的肌肉力量來支持，但陰瑜伽體式本身還是有強度的。其停留方式與時間，將原本在肌肉纖維裡的血氣匯聚至結締組織，例如：軟骨、肌腱、韌帶、滑囊液等。

陰瑜伽練習的方式是，肌肉不工作，用最少的肌力停留。

有輔具支持的話，停留三～五分鐘；若無輔具支持，則停留一～三分鐘，將氣血引至關節處的結締組織，並藉以活化經脈及筋膜。

陰瑜伽地板體式，藉由一分半～三分鐘，在經脈中創造出如針灸般沖刷經脈能量的作用，進而放鬆筋膜。

除了筋膜與經脈活化之外，於陰瑜伽練習中，安住呼吸，以不介
入的方式，如實陪伴身心感受的正念練習，亦是種悲心的心法練
習。

1—5
陰瑜伽中的正念練習

陰瑜伽雖然有輔具支持，但在練習時仍會有延展的不適感。

我們應學習用正念及呼吸的覺知，去陪伴、允許不適感，而非不舒服就馬上逃走，或是一不舒服，就從那個動作離開。

這也是為什麼在練習陰瑜伽後，許多人發現對自己或他人變得較有耐心，或是可以在沒耐心徹底爆發之前，對自己逐漸高漲的情緒感到覺察。

在沒有練習過的狀況下，只要有一點不舒服，我們就會想：「啊！算了，我要放棄了！」

而練習者，則會於練習中培養與不適感共處，以及與不適感共處的耐受力。

1 — 6

正念培養耐受力

耐受力的培養，與心肺練習很像。從來不跑步的人，爬幾層樓就
會開始喘，然後就有股念頭：「啊！我不想再爬了！」

但若開始意識到這樣的念頭，並且能與很喘的身心感受共處，一
段時間後，下個階段的耐受力就出現了。

如果每次都只走幾層樓就不走了，那就不會有耐受力的累積。

所以耐受力是來自於陰瑜伽體式中，陪伴自己身心的那三～五分
鐘。

這是陰瑜伽練習的意義之一。

陰瑜伽的練習，並不是追求舒適，也不是很激進地去拉筋，而是
有覺知地將身體帶來到一個邊界。因為是邊界，不是全然的在舒
適圈，所以在這邊界上，我們用一個很柔軟的、對自己友善的心
與覺知，去陪伴著身心。

舒適或不耐的種種感受，不能以強硬忍耐的態度去停留，意即如果在練習中，感到有危險性，或是感覺不安的話，可以從動作中退出來再進入。也可以把這個輔具應用再加高一點或多一點，以降低練習強度。

陰瑜伽練習，每個體式停留三〜五分鐘；一般陽剛練習，每個體式停留五〜八個呼吸。

陰瑜伽停留時間是陽剛練習的好多倍。

在陰瑜伽體式中，要停這麼久的時間，輔具的意義與功能，就像用隔水加熱的技巧，溶解巧克力塊，而不是將巧克力塊直接丟在平底鍋上加熱溶化。

陰瑜伽輔具，讓熱能夠慢慢滲透，溫和有效地，慢慢融化身心。

1 — 7

靜瑜伽緣起

艾氏瑜伽的特色，著重於精準地「正位」（aglinment）。

所謂正位，就是精準正確地在瑜伽體式中，順其生理肌肉、骨骼結構與臟器位置，運用瑜伽輔具，達到正確位置的精準度，以利身心靈各層面發展，透過體式歸正恢復其功能與平衡。

艾氏瑜伽中，輔具原本是為了幫助身體僵硬受限的人，讓其能安全精確地在體式中達到正位，後來也針對身體有受傷，或是有嚴重病症的瑜伽練習者，大量使用瑜伽輔具以助其練習。在這些練習者身上都有良好顯著的修復療效。

爾後，艾氏瑜伽練習中亦包括修復瑜伽（Restorative Yoga）。現今的所稱的「靜瑜伽」即是由艾氏學派所衍生出來的。

英文中的「Restorative」，意指「修復」。在艾氏學派的修復瑜伽中，雖然大多是仰躺、俯臥體式，但還是有站姿。肌肉在體式中仍須工作。

爾後，靜瑜伽體式延伸成完全放鬆的練習體式，以助練習者感知天人合一之狀態。

靜瑜伽練習，主要是藉由地板體式停留八～二十分鐘。若要達到身心深層放鬆，建議停留二十分鐘以上為理想。

靜瑜伽地板體式，通常輔具是陰瑜伽的兩倍，透過大量瑜伽輔具使用，全身肌肉骨骼、筋膜都得以放鬆。心智也得以有休憩的空間。

除了放鬆與休息之外，練習著重於找到適合自己的舒適，與深刻的允許帶來的自我覺察練習。

懂得自我關愛與自我照顧，亦是種慈心的心法練習。

1 — 8
了解各類練習的原則性

一般瑜伽課程，要調整排序的難度跟簡易度時，難度的增強方式
有兩種：一為「體式本身變難」，另一種為「同個體式，但停留
時間變長」。

現今各學派瑜伽，常見與常練習的體式也就這些。

不論是教學或是自我練習，能理解一個練習的原則性是什麼，就
能夠將原則應用在教學或練習上。然後就會理解，同樣一個瑜伽
體式，運用什麼原則，就會成為不同的練習。

例如橋式（setu bandha）。
艾氏練習中有橋式，陰瑜伽有橋式，哈達練習有橋式。

靜瑜伽也有橋式，或「有支撐的橋式」（supported setu bandha），
為什麼一樣的體式都出現在各學派中？一樣的體式如何區別練習
的不同？

關鍵在於原則性的不同。輔具應用與停留時間，會影響到體式最後呈現出來的東西，雖然體式都叫做「橋式」。

舉個生活化的譬喻。就像外國人吃小籠包、水餃、煎餃、鍋貼……都是麵皮裡頭包肉的相似形狀，到底哪裡不一樣？

因為包法與烹煮的方式不一樣。

鍋貼為什麼是鍋貼？它的特色是「煎」、皮要「脆」，不然就不是鍋貼。

蒸餃為什麼是蒸餃？水餃為什麼是水餃？其中特定烹煮執行的方式，會讓這些看起來很像的東西變得不一樣。

其實瑜伽練習的原理也很像。在哈達瑜伽、基礎瑜伽、陰瑜伽、靜瑜伽中都有橋式，差別是應用、停留的方式不同。

1－9

為什麼要用輔具？

瑜伽輔具最初的意義，在於輔助身體。輔具的使用，依不同運用方式，可以加深練習難度，也可以簡化練習難度，讓練習是安全的。

在陰瑜伽練習中，因停留時間長久，故使用輔具，主要是為了減低練習強度而達到安全，不會因停留太久而拉傷。

在靜瑜伽練習中，輔具主要是為了讓全身來到非常舒適並感到安全的境地，進而能讓身、心、靈，各個面向，一層一層放鬆。

1 — 10

陰與靜瑜伽練習可以不用輔具嗎？

陰與靜瑜伽練習，在每個體式停留的時間，相較哈達或串流瑜伽，
是好幾倍的時間。

在一般瑜伽體式中，時間停留愈久，難度愈強。

若靜瑜珈輔具不足的話，練習很快就會變成陰瑜伽的練習體感。
若陰瑜珈不用輔具的話，練習很快就變成哈達的練習體感。

輔具在此特定練習的方式是必要的。

第一章
瑜伽總論

瑜伽輔具應用觀念

輔具的準備，就像是：假如你想學打高爾夫球，可能不買高爾夫球桿嗎？

所以如果想做某種特定的練習，一些必備的輔具是不可或缺的，因為這些瑜伽輔具，還有應用的方式，會決定它變成哪一個練習。

就像你今天買棒球球桿，當然就是打棒球；買高爾夫球桿，當然就是打高爾夫球。

不可能拿著棒球棒去試著揮高爾夫球，是同樣的道理。

1 — 12

層鞘

層鞘（Kosha）

一個人的身心靈，由這五個層鞘所組成：

- 食物層（Annamaya Kosha）
- 能量層（Pranamaya Kosha）
- 心智層（Manomaya Kosha）
- 意識層（Vijnanamaya Kosha）
- 喜悅層（Anandamaya Kosha）

食物層

Anna 的意思是「食物」，Maya 的字義是「由……組成」。Annamaya Kosha 意即仰賴食物滋養所組成的肉身，包含了骨頭、肌肉、皮膚、肌膜……等等。

能量層

Prana 即是「生命能量」，亦是中醫所指的「氣」。Pranamaya Kosha 是由呼吸與生命能量組成的能量體，中醫與針灸的原理，即是在此能量層運作，而非最外在的食物層。瑜伽著重於呼吸的體式或呼吸法練習，能強化並整合此能量層。

心智層

Mano 指的是心智。「心智」層包含了想法、思緒與情緒，並透過五種感官使人們在日常生活中如常地工作與生活。

強制性的思緒與資訊量過載，會導致心智層非常疲憊及虛耗。

持咒與梵唱能有助於心智層的穩定與安住。

和諧的家庭生活與富有意義、充滿活力與喜悅的工作環境，對於心智層整體的健康非常重要。許多所謂心理因素所導致的疾病，即是因心智層或意識層失衡而致。

意識層

Vijnana 代表「具判斷的智力」或「明辨的能力」。能明辨生活的各種情況，並有力量承擔自己的選擇。

意識層反映了個人因過往經驗、環境制約而深植的信念。

夢境、潛意識、藝術，以及音樂的陶冶，這些對於靈魂與靈性的探索，都能成為觸及抽象意識層的具體方式。

喜悅層

Ananda 指的是「福賜」或是「純然喜悅」。喜悅層的喜悅是已然圓滿，已然俱足的喜悅。

無私的奉獻與付出，將自身視為「載具」，力行上天給予的天賦作為對他人的服務，以此方式所帶來的滿足與喜悅即是**觸及**精微喜悅層的方式。

靜瑜伽與睡眠瑜伽的練習，大多在心智、意識及喜悅層作用。

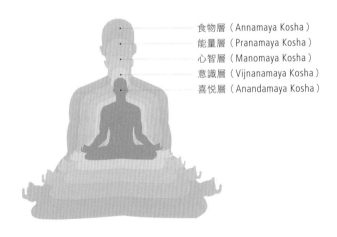

食物層（Annamaya Kosha）
能量層（Pranamaya Kosha）
心智層（Manomaya Kosha）
意識層（Vijnanamaya Kosha）
喜悅層（Anandamaya Kosha）

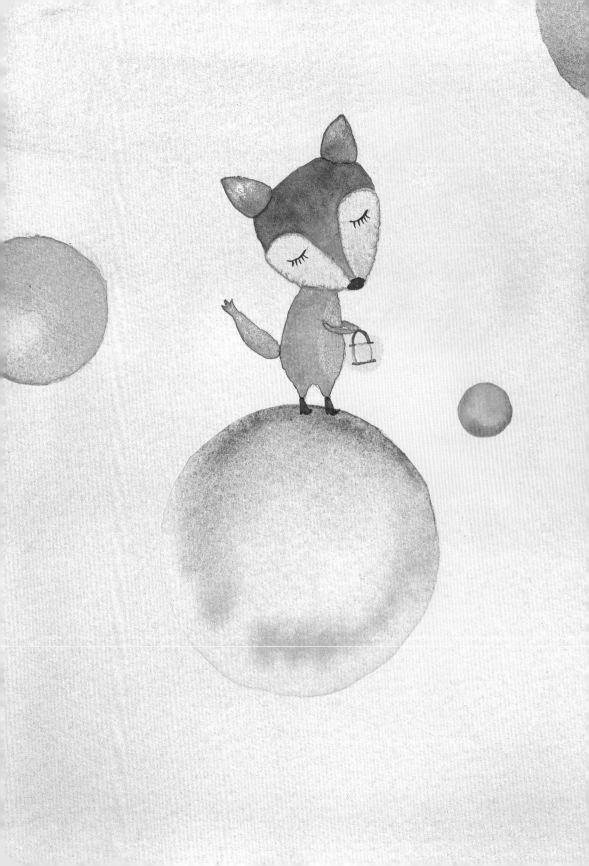

第
二
章

靜瑜伽的
練習觀念與原則

現代人很難放鬆，
透過這種「躺下來什麼都不做」的瑜伽練習，
可以達到徹底放鬆的目的。
至於這種「什麼都不做」的練習究竟有何難？
又有什麼要注意的原則？
本章節將會逐一介紹相關觀念。

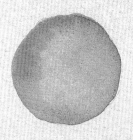

2－1
現代人需要「停下來」

人類文化數千年來
農業社會的作息
隨順大自然韻律而生活

但科技發達所帶來的快速與方便
讓我們在不知覺中
付出了名為「停不下來」的代價

休息變得像是很困難、很難達到的事情

2－2
是「規律練習」還是「上癮」？

上癮即是
依賴　與　濫用

上癮對象可以是
酒精
藥物
甜食
運動
或是　瑜伽

上癮　與　規律練習
最大的不同是

上癮者
只要一天不以　所熟悉的瑜伽方式練習
便會感到焦慮

第二章
靜瑜伽的練習觀念與原則

規律練習者
能以多種不同的方式練習瑜伽
陽剛　陰柔
動態　靜態
內省　禪定
體位法　呼吸法

所謂
一個完整的瑜伽練習
在心裡的定義
到底
是多久時間呢？
有多少體式呢？

2－3

努力與臣服

所謂健康
是身心靈內外和諧的結果呈現

瑜伽練習
教導我們如何以身體體式
深入了解身體、情緒和信念
外在與內心世界的種種

瑜伽練習中
努力與臣服
就像是陽剛與陰柔的練習

在生活中
努力與臣服
就像是工作與休息的練習

過多的努力
如同掌心中握著沙子
握得太緊
沙子從指尖流失得越快

努力與臣服
就像是一雙翅膀
缺一不可
兩者和諧交互作用時
這雙翅膀
帶著我們
在生命的奧祕　與　宇宙的豐盛中
翱翔

2 — 4

1% 的舒適

給予自己在練習中

1% 的舒適

為什麼不是 100% 的舒適？
因為生活與工作中
環境、他人、工作或我們對自己
有太多百分之百的期望與要求

找到 1% 的舒適

在允許自己
可以什麼也不做的同時

1% 的舒適將如漣漪般

慢慢地
將身心中一層又一層的緊張與僵硬

融化

第二章
靜瑜伽的練習觀念與原則

2 — 5

從自問「為什麼要練習」開始

了解為什麼要練習靜瑜伽
是進入練習
重要的第一步

因為靜瑜伽練習
幾乎是無以名狀的

因為都是
仰躺或俯臥的體式

許多練習中深刻與奧妙之處
往往從外在看不出來

你讓老一輩的人探頭進來看教室
他們會說
不就是拿著枕頭躺著睡覺
家裡不就有枕頭跟床？

正因為這樣

理解
為什麼要練習
什麼時候適合練習

會是練習本身的第一步

第二章
靜瑜伽的練習觀念與原則

2 — 6

練習靜瑜伽的目的

靜瑜伽的意義　是要讓身心
透過體式
用輔具完全支持身體
讓身、心、靈
一層層消融

如果你會游泳的話
就像是學水母漂那樣的放鬆
或是你可以仰躺
漂浮在水面
也像你在家裡泡澡那樣的感覺
很輕盈
溫暖
舒適的感受

此後最終
心智與意識
在練習中
體悟到萬物合一
與
生命已然俱足

2 — 7
靜瑜伽的精髓與真諦

靜瑜伽
其英文直譯　也是修復瑜伽（Restorative yoga）
但其練習內容
無站姿瑜伽體式

只蘊含可舒適停留二十分鐘以上的
仰躺體式或俯臥體式

其用意在於
讓長期在高壓中生活的現代人
透過靜瑜伽練習

獻給沙漠中的身心靈
一片能深層放鬆的綠洲

在靜瑜伽練習中
專注和緩地自然呼吸
身體得到輔具完全的支持

讓
皮膚、肌肉、筋膜、關節
情緒、意識、神經
都得以放鬆
身體因此來到完全放鬆的狀態
彷彿是在游泳池裡漂浮著

當精神與意識來到深層放鬆時
身體甚至會消融於一切
但意識卻是清明的
此時
即體悟了三摩地
天人合一的狀態
與深層靜坐冥想殊途同歸

第二章
靜瑜伽的練習觀念與原則

神經系統的一體兩面

自主神經由
交感神經
與
副交感神經所組成

交感神經
與求生存相關
會讓人產生
奮戰　逃跑
或僵直的反應
此時生理反應是
心跳加快　手心冒汗　肌肉緊繃　消化變慢

副交感神經
與感到安全與放鬆相關
此時　生理反應是
心跳和緩　血管擴張　心神安定

交感與副交感
像極了
太極圖的黑與白
看似相反　　彼此拮抗
卻也相輔相成
缺一不可

交感與副交感的協奏曲
成就了身心靈的健康

靜瑜伽和陰瑜伽的異同

靜瑜伽和陰瑜伽
同屬較為靜態的瑜伽練習
相較於陽剛體式的練習方式
靜態體位法因停留時間較久
且體式有瑜伽輔具的支持
能使練習者
更有餘裕地感知並觀察精微層的身體、心智、意識

靜瑜伽不同於
陽剛瑜伽與陰瑜伽

在靜的練習中
運用多種輔具
讓身體放鬆到
很像漂浮在水面上
幾乎像無重力的狀態

靜瑜伽練習的意義
並不是為了睡覺

但常常在練習初期
或即便是很有經驗的練習者
倘若那一陣子非常疲累
或者心神過度耗費時
還是會睡著

交感神經在日常過度觸發之後
靜瑜伽練習讓身心來到副交感狀態

在感覺舒適、溫暖、安全的狀態時
睡著就是自然反應
它反應的是「你的身心累了」

但睡與不睡並非重點
重點是
在靜瑜伽中
有意識地允許自己放鬆休息
給身心有品質的休息

第二章
靜瑜伽的練習觀念與原則

「躺著不動的練習」難在哪裡？

躺著不動的練習　最大的挑戰在於
在我們的文化與社會價值中
「躺著什麼都不做」是不被給予價值或認同的
所以在制約中的信念
我們在意識或潛意識的層面
難以允許自己這麼做

難在
深深地　允許

允許有意識地放鬆
允許適合自己的舒適

在沒那麼舒適的時候允許自己離開體式
允許自己與他人
可以不同

2 — 11

有品質的休息

就像每堂瑜伽課的最終體式——攤屍式（Savasana）

外在的身體
經過練習拜日式的站姿、扭轉、前彎、後彎等體式
讓身體原本緊張、僵硬、氣血不順之處
變順暢之後
身體就能夠放鬆

攤屍式
讓外在身體放鬆之後
意識清明
醒覺

這是在身心靈平衡時
才會乍然
就像是彩虹般　出現
並非透過努力或刻意去做到

彩虹的出現
是某天某刻
各種濕度光線的條件
全部都俱足之後。
才會出現的一個狀態

以清明醒覺的意識
覺察整個身心靈

如果睡著也沒有關係
毋須要有「吼～我怎麼又睡著了！」這種心情

它比較像是一個機會
可以來觀察身心　並從中瞭解身心的訊息
「喔～原來我還滿累的！」

那麼接下來幾天
或接下來的生活中
是否能為身心重整工作與生活的步調

能為自己
騰出時間和空間
我們就懂得什麼叫做
自我關愛
與
自我照顧

這是靜瑜伽練習的主軸意義

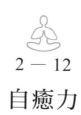

2 — 12

自癒力

靜瑜伽練習
帶給練習者
安心
與
穩定感

當身心感到
安心　與　穩定時
副交感神經即啟動

副交感神經系統掌管身體的放鬆機制
透過身心原有的
自癒力
來平衡　甚至療癒
個人身體狀態
小至　從感冒恢復
大至　從癌症復原

自癒力
是生命的奧祕
與
恩典

攤屍式（Savasana）

在每個瑜伽練習結束時
必然會練習此體式

在身體層面的意涵
是將身體肌肉層面完全放鬆
感官收攝

精神層面的意涵
則是頭腦與自我不介入生命
謙讓與臣服於生命本有之奧祕

攤屍
亦象徵著
死亡

每次練習後內在與自我小小的死亡
以重生的方式再次回到呼吸與生活中

在攤屍式中

沒有刻意地呼吸　呼吸仍有韻律的發生
這韻律即是　生命的奧祕
與
大自然的韻律

沒有計畫與造作
奧祕與韻律仍然發生

意識到此
清明與隨順奧祕與韻律的心
即昇起

此刻

即是覺醒

2 — 14

什麼時候靜瑜伽可以不用輔具？

如果因為環境限制
而沒有瑜伽輔具
還能做靜瑜伽嗎？

靜瑜伽若真的要沒有輔具
那就只能選像睡覺的躺姿、臥姿
或是頭能靠在椅背上的坐姿

但無法期待
放鬆的結果
會跟有輔具的狀態相同

這時候的練習重點就不是在輔具應用上
而是有意識地允許自己
慢慢放鬆

2 — 15
靜瑜伽適合什麼時候練習？

疲累

生病

受傷

重大事件

平衡忙碌生活

尋找生活或工作之靈感

第二章
靜瑜伽的練習觀念與原則

靜瑜伽的挑戰

靜
不是求表現的練習

或許你可以拉起很漂亮的頭倒立
或手倒立

但初次來到靜的課堂
你無法展現可以做的外在身體

當可以攀附的東西失去了

「我到底是誰？」

大哉問
在此刻降臨

第二章
靜瑜伽的練習觀念與原則

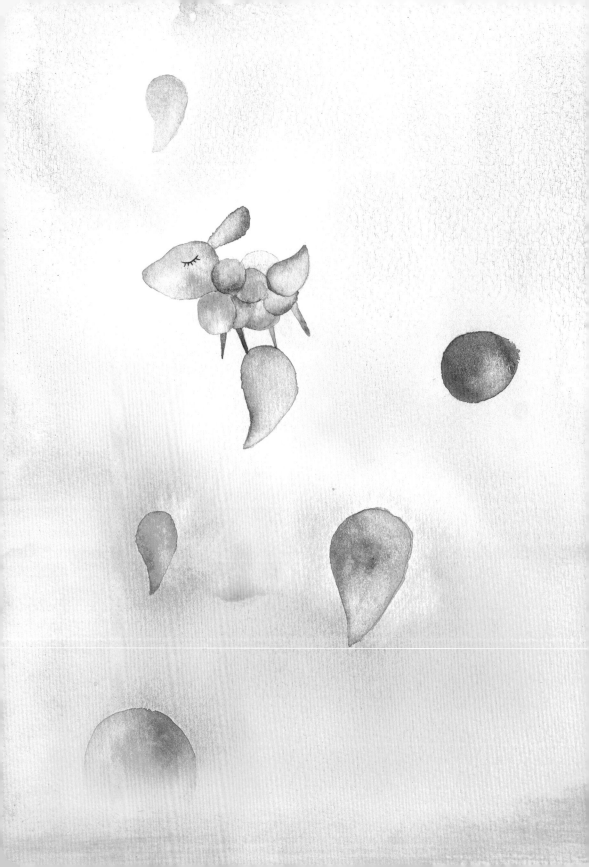

靜瑜伽
練習要點

許多能達到「深層放鬆」的原則，都藏在魔鬼般的細節裡。

本章介紹所有靜瑜伽會運用到的相關輔具，

諸如利用毛巾創造出包覆感，

讓我們能夠回到像嬰兒時期的安心感，以及不受制約的純淨喜悅。

本章旨在介紹這些輔具主要是提供身體什麼樣的協助，

以達到深層放鬆的目的。

3 — 1
關於疲累

疲累是什麼？
疲累不就是疲累嗎？
要具體地形容似乎也不容易

現代人因為科技產品發達
得了「停不下來症」
可能工作很忙
可能每天閱讀資訊量太大
可能也沒有特別做什麼
然後感到疲累
一種瞎忙中　心靈空虛的疲累

當我們對自己的生活富有覺知
知道自己什麼時候會進入「疲累」這個狀態
並且覺知這狀態
就能有意識地允許自己停下來　休息
心　有意識及意願　要停下來
是
修復疲累心靈
的第一步

3 — 2

透過靜瑜伽達到深層放鬆

似乎不是有一張床與枕頭
能睡一覺
就可達到深層的放鬆

身體表層的休息
能透過一夜好眠豐沛體力

身心靈深層的全面休息與放鬆
能讓精氣神飽滿
意識通透清明
充滿內在喜悅與滿足

3 — 3
深刻的允許

靜瑜伽的練習態度
是一種深刻的允許

它不是對自己的種種要求

要求要做到好
要求要跟其他人一樣
要求身體達到頭腦的期望

靜瑜珈是一種深刻的允許

邀請身體放鬆
邀請心智願意緩下腳步
邀請念頭能鬆開期待

邀請身心靈都來到
現在這一刻

此時此地
全然心無旁騖地

去感受

這個呼吸
這個身體

就只是這樣而已

第三章
靜瑜伽練習要點

3 — 4

可以睡著嗎？

靜瑜伽練習的意義
讓身心靈在各個層面得到深層的放鬆與休息
並非以睡眠為目的

但如果睡著了
沒關係
那只是代表身心靈負載著許多層面的疲累

疲累時　就需要休息與睡眠
那便是當天靜瑜伽練習能帶給你最適切的支持

當身心靈來到相較平衡的狀態
即會出現身體體感慢慢消融
但意識清明的狀態

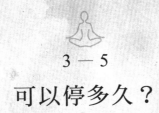

3 — 5

可以停多久？

練習靜瑜伽的時候
一旦你找到了
如同回家般
安全又
安心舒適的體式

允許身體　可以停留到覺得足夠為止

即便
在教室中
身旁一起練習的同學
都已紛紛起身轉換到下一個體式

選擇繼續停留在體式中
其實是個內心強大的決定

因為要打破日常
要合群
要跟群體一樣的信念制約

不被別人或環境的觀感束縛　而以聆聽自己身體的感受為主

靜瑜伽的練習與允許
其實是個機會
讓我們看到那些制約
那些常常出現在我們心中的各種聲音：
擔憂這個　擔憂那個
「這樣好嗎？」

靜瑜伽的練習與允許
教導我們以身體為師
細細地　聆聽它的低語

3 — 6
如何找到適合自己的舒適

找到適合自己的舒適
其過程
有點像去買球鞋

總要挑幾雙合眼緣的試穿看看
有些可能很好看
但穿上後很咬腳

有些可能看上去普通
但穿上後的舒適感令人驚艷

每每嘗試的過程中
我們也在學習

想像中的合適與舒適
與實際試穿的感受落差

第三章
靜瑜伽練習要點

意思是
合宜的舒適
不是試一次就中

當然
如果你很幸運的話
也是有可能的

3 — 7

為什麼不舒服卻不想換姿勢？

制約在瑜伽練習裡
就像是
明明在靜瑜伽體式中

沒有很舒服
但卻
沒法將自己帶離開當下的體式

因為
擔心打擾到旁邊的人
擔心與其他練習的人不同
擔心給教學老師添麻煩

或者
其實身邊無旁人
只是
自己覺得懶

第三章
靜瑜伽練習要點

79

所以
算了
就先這樣躺著吧
雖然沒有很舒服

明明聽得到身體的聲音
卻選擇不做任何事去改變這個狀況
生活裡
或多或少會有這樣的慣性

在練習裡
我們可以看到那樣的制約
──我們遺棄自己的樣子──

3 － 8

對自己誠實

靜瑜伽練習的時候
只要沒有感到
在體式中非常非常舒適
隨時都可以將自己帶回來
換一個體式
試試看

如果
不太舒適卻又不允許自己離開不舒適
就要自問：
「親愛的自己啊！為什麼呢？」

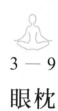

3 — 9

眼枕

眼枕
顧名思義
即是眼睛的枕頭

將小小的眼枕
枕在眼皮上
讓其重量　幫助眼球
像兩顆珍珠般地
沉向後腦勺的海底

薰衣草的香味
絹緞的柔軟布料

透過皮膚
暗示
整個身心

可以放鬆
可以休息

可以從這 1% 的舒適開始

第三章
靜瑜伽練習要點

3 — 10

毛毯

毛毯厚厚的質地
在冬季的練習
能隔絕地面寒氣

也能當成被子般
將自己安心地包覆於其中

毛毯的重量
在身體感到
空空　浮浮的部位

能給予
如下錨般的安定感

3 — 11

枕頭

枕頭給予身體軀幹或四肢
完整的支持

就像英文諺語說的
I got your back!
我支持你！

因為感受到支持而無後顧之憂
肌肉、筋膜、身體、情緒
得以鬆一口氣

就像在外奔忙了一天後
走進家中
在玄關脫下鞋的
那一口喘息

毛巾

毛巾覆蓋於身體
在春天　或夏天的練習
為身體帶來　剛剛好　一層薄薄的安心

讓身體免於什麼都不蓋的赤裸感
或是　過於溫暖的毛毯覆蓋

毛巾包覆於眼睛
與眼枕有異曲同工之妙

能夠和緩活躍的思緒
亦能隔絕光線　來到更深處的放鬆

毛巾包覆於頭顱後方
幫助球狀的頭顱能夠穩固
而頭頸部四周肌肉　收到可以放鬆的訊號

頭顱後方　中醫所稱風池穴之處
亦是副交感神經的觸發點

當此處毛巾或指尖被觸碰
並有意識地呼吸　進入休息
即可鬆開　心智各層面的緊張與僵硬

皮膚

皮膚是人體面積最大的器官
亦是生命最初時
嬰兒感知世界的主要方式

長大後
人們感知世界的方式
主要透過眼睛

看電視、電腦、手機、平板
都仰賴眼睛

靜瑜伽練習中
將眼睛以毛巾包覆
或以眼枕覆蓋
將視覺感官收攝

在靜瑜伽的體式中
重新練習以
最初始的方式來感知世界

回到皮膚的感知
也等於回到了生命的源頭

引領我們體悟如白紙般的純淨與神聖

3 — 14

溫度一致性

用手摸摸看地板
眼睛閉起來
去感覺地面的質地、溫度

你可能會感覺到水氣有點濕、地板有點返潮
可能感覺到地板上的紋理

試著去細細感覺它的溫度
用手指和手掌去觸摸地面
所感受到的溫度不同

手掌摸起來　覺得地板是涼的
但手指摸跟手掌的溫度差很多

即便人是恆溫動物
同一個身體
身體各部位溫度也不同

手指放在大腿內側
與手指放在耳垂上
相較之下
大腿溫度較高
耳垂較低

在靜瑜伽仰躺姿勢裡
大約會呈現四～五種溫度
在瑜伽墊上、毛毯上、地板上
還有衣服蔽體
與皮膚露出的地方
出現略略不同的溫度

在練習靜瑜伽時
找到當下覺得最舒服的溫度
然後讓溫度在身體上有一致性
用毛毯或毛巾輕薄地覆蓋
一致性即出現

3 — 15

包覆感

一般動態瑜伽的練習
除了呼吸
身體層面主要感覺到肌肉與骨骼

在靜瑜伽的練習
身體得到輔具支持而放鬆後
最主要感知的方式
是身體最大的器官——皮膚

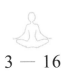

3 — 16

包覆

新生嬰兒的能見距離
大約只有三十公分

眼睛所看到的畫面
像六〇年代的黑白電視
沒有太多色彩

寶寶感知世界的方式
最主要是透過
皮膚

柔軟的紗布包巾
能透過適切的包覆
給予寶寶安全感

寶寶從皮膚上
得到安全暗示後
身心即可安穩地休息

第三章
靜瑜伽練習要點

3 — 17

往地面的向下感

靜瑜伽中
常用到的輔具是
眼枕、瑜伽枕、瑜伽沙袋、毛毯、毛巾

這些輔具分別有不同重量
給身體往地面放鬆的暗示
身體能交付於地面
就能夠
放鬆

但也可能有一個情況就是
重量反而讓身體感到緊張或不適

此時
你要自問：
「我舒服嗎？」

如果不舒服
要把自己從體式中帶離開
這是靜瑜伽練習最難的地方

靜瑜伽中
輔具的使用方式都只是原則
不是教條

舒適這件事
是全然主觀的

你喜歡什麼香味
穿什麼鞋感到舒適

全然取決於你
對於適合你的舒適
深入了解

95

從「沒有不舒服」到「非常舒適」

在靜瑜伽體式中

沒有不舒服　並不代表很舒適
沒有不舒服　就好像只是等待著
等待著體式結束　可以離開

感到很舒適時
會有種　安心　與　安定
油然而生

那樣的安心　與　安定
就像
回到家的感覺

彷彿
在體式中一直停留下去都無妨

3 — 19

九大放鬆要點

一、外在身體的支持

二、肌肉放鬆

三、保持身體溫暖

四、空間的黑暗

五、輔具的應用

六、有意識地允許自己放鬆

七、適切的重量與壓力

八、足夠的停留時間

九、仰躺姿勢

第三章
靜瑜伽練習要點

3 — 20

外在身體的支持

外在身體的支持
在靜瑜珈練習中

仰賴
你對各種輔具的慢慢熟稔
還有
對自己的誠實

透過一次　又一次的練習
將自己帶到
當下
最適合身心的瑜伽體式之中

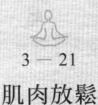

3 — 21

肌肉放鬆

肌肉是由　一束束的纖維所組成
再由　被稱之為　筋膜的薄膜所包覆

身體在日常生活中
感到的僵硬或不適
有可能是因為肌肉無力
或是筋膜包覆太緊所致

肌肉與筋膜的放鬆
與呼吸和念頭
息息相關

當想起生氣或不公義的事件
很自然會眉頭深鎖　嘴唇緊閉

當想起愉悅又安心的回憶
眼神自然柔和　肩膀變得放鬆

肌肉與筋膜的放鬆
是身體層面最首要的

第三章
靜瑜伽練習要點

3 — 22
保持身體溫暖

當身體感到寒冷的時候
會打哆嗦
身體會無意識地
將雙臂交叉於胸前
或雙手磨擦以生熱

這是人類生存的本能

當身體感到溫暖的時候
全身的肌肉也較放鬆柔軟
眼神柔和
整個身體　感到安全

皮膚溫和了　就能觸發副交感神經
亦能促進
調節內臟與內分泌活動
主導中樞下視丘

3 — 23
幽暗空間

過亮的光線
會刺激交感神經

昏暗的光線
暗示著隱密安全的空間

溫室栽種植物時
農人們會使用日光燈長時間照射
以促進植物快速生長

過亮的光線
會刺激　交感神經
讓身體不易放鬆下來

昏暗的光線
暗示著隱密安全的空間

柔和且昏暗的光線
使身體的內分泌系統
接收到身體被允許放鬆的信號

第三章
靜瑜伽練習要點

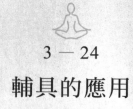

輔具的應用

輔具的使用
依不同運用方式
可以加深練習難度　也可以簡化練習難度

眼枕
枕在眼皮上
像兩顆珍珠般的沉向後腦勺的海底
選用薰衣草的香味　絹緞的柔軟布料
透過皮膚暗示身心放鬆

毛毯
在冬季的練習能隔絕地面的寒氣
也能當成被子般將自己安心地包覆於其中
給予如下錨般的安定感
瑜伽枕給予身體軀幹或四肢完整的支持

毛巾
覆蓋於身體
在春夏或秋冬的練習
為身體帶來剛剛好一層薄薄或厚厚的安心
包覆於眼睛
能夠和緩活躍的思緒　隔絕光線
來到更深處的放鬆
包覆於頭顱後方
幫助頭顱穩固
讓頭頸部四周肌肉收到可以放鬆的訊號

第三章
靜瑜伽練習要點

有意識地允許放鬆

允許自己去放鬆

身心中許多的難以放鬆
其實是無意識地不放鬆

這也是為什麼
在靜瑜伽這個看似
無以名狀
躺在那裡
什麼也不做的練習
是慢慢培養
有意識地
允許自己身心靈　可以放鬆

放鬆
是一種對自己深刻的允許

倘若意識中的一部分
對於放鬆
感到不安全
或者
這麼做　不被社會化的制約所允許
因而無法放手

那麼
此信念感受將更激發
大腦中焦慮與恐懼的製造中心──杏仁核
放鬆就變得更難發生

找到一個適切的時間　與　空間
給自己
深深地
允許
並體悟
放鬆是安全的

3 — 26

適切的重量與壓力

當骨頭上放置適切的重量與壓力時
能夠誘發副交感神經放鬆反應

練習靜瑜伽時
將有重量的眼枕放在眼睛四周
能在眉骨上施予重量

抑或是
在腹部或骨盆　放上瑜珈枕或毛毯
讓其重量誘發放鬆反應

一點點　適切的重量

有如仙女棒的魔法

3 — 27

悠然地停留

身心靈深層放鬆
仰賴身體內
各種化學作用和諧地運作

其運作
需要時間
將身心靈中　日積月累的種種一切

疲累　倦怠　無奈
或身不由己的受困感
一層一層消融

日積月累的種種一切
導致　身心靈失聯
像是剛從冷凍庫拿出的肉塊
僵硬　麻木　無感

靜瑜伽練習
好比將肉塊從冷凍庫的環境中　拿出來
放置在　溫暖的常溫中

即便看似什麼也不做
仍能透過溫暖的環境
與
悠然長久地停留
讓身心一層一層消融

放鬆這事兒　急不來

3 — 28

仰躺姿勢

站姿、扭轉、坐姿、後彎、倒立、仰躺
是瑜伽六大體式類型

其中
最具有修復性質的類型
即是　仰躺

仰躺類型體式
面朝向天空
身體背部仰躺在地上
或是
仰躺在地上的瑜伽枕　或　毛毯上

日常活動中
站姿與坐姿為最主要
脊椎在這兩種姿勢中
因地心引力的關係
需負重拮抗地心引力

第三章
靜瑜伽練習要點

仰躺姿讓身體與地心引力關係改變
脊椎四周大小肌肉得以放鬆

在有瑜珈枕或毛毯支持的
仰躺姿並加上後彎
亦會讓骨盆前側開展
舒緩骨盆四周
讓身心得以修復

第三章
靜瑜伽練習要點

居家練習

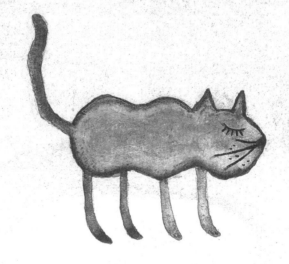

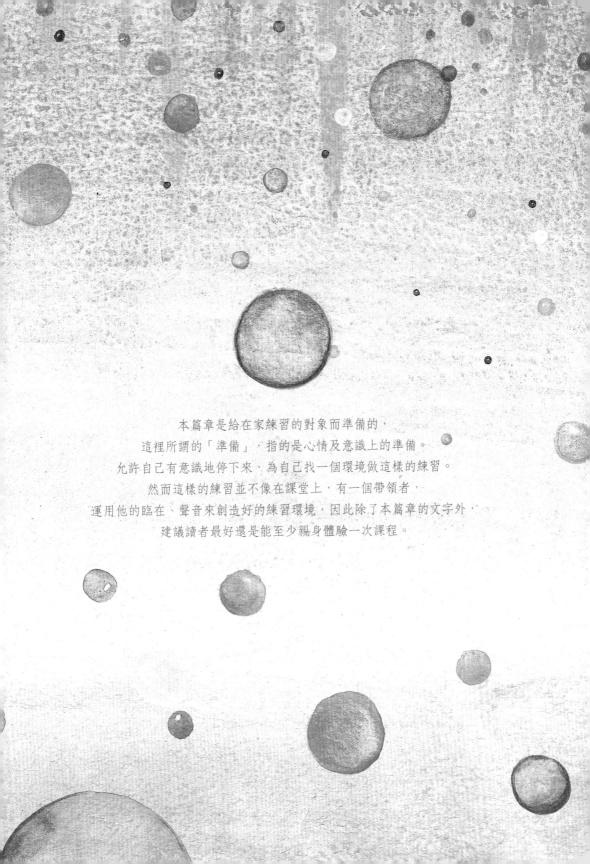

本篇章是給在家練習的對象而準備的，
這裡所謂的「準備」，指的是心情及意識上的準備。
允許自己有意識地停下來，為自己找一個環境做這樣的練習。
然而這樣的練習並不像在課堂上，有一個帶領者，
運用他的臨在、聲音來創造好的練習環境，因此除了本篇章的文字外，
建議讀者最好還是能至少親身體驗一次課程。

4 − 1

是我不夠努力嗎？

每個人
在生活中
用他已知的方式
那麼努力地過生活

努力學習著
努力工作著
努力賺錢著

努力養家
努力成為
好爸爸　好媽媽　好先生　好太太　好兒子　好女兒
好女婿　好媳婦　好老闆　好員工　好朋友　好鄰居

當生活或工作不如預期
沒有達到心中期望的樣子

人
很快就歸咎於
是我不夠努力

事實上
正是這樣的想法讓我們停不下來

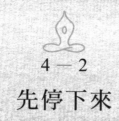

4 — 2

先停下來

「加油！」
我們常對生活中關愛的人
說這句話

「加油！」
代表著我們對他人的鼓勵和支持

有時候
口拙不知道要說什麼的時候
也會說出這句話

在說出
「加油！」的這一刻
通常身邊的人
正在經歷著
有壓力
或充滿挑戰與困難的人生時刻

車子若需要　加油
必須先開進加油站

「先停下來」
才能加油

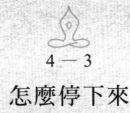

4 — 3

怎麼停下來

要先有意識地知道
離開手機一小段時間
人生並不會崩塌
地球仍然運轉
佛家常說
放下　放下
練習放下手機
即是練習放下的　小小第一步

第四章
居家練習

4 — 4

心靈綠洲

靜瑜伽的練習
是片心靈綠洲

內心感到空虛　或　沒有喘息空間　的時候
就是最好的練習時刻

即便
那練習　只有幾分鐘　或片刻

允許自己暫停
對自己的柔軟　與　關懷的滴滴心念

都能化開
身心靈那迫切乾渴的焦躁
內外沁入心脾

4 — 5

打造適合的練習環境

請找一處角落
準備好　練習所需要的輔具
眼枕、毛毯、枕頭、毛巾

願意為自己　創造練習的時間與空間
就是
回到自己　照顧自己
與
愛自己的方式

4 — 6
靜瑜伽練習八大體式

以下靜瑜伽的體式沒有序列，可以選擇單個或多個想要練習的體式，來觀察身體對體式的放鬆程度與反饋。這個練習是非目標性的，其目的在於有意識地為自己創造一個能從生活中停下來，給予身心靈休憩與放鬆的品質，並從中覺察自己的身體與心緒。

在練習前，請穿著寬鬆的天然織品，以幫助放鬆。

---

❶ 仰躺束腳式 Supta Bandha Konasana

---

1. 將毛毯捲成長條狀備用。
2. 雙腿彎曲至兩腳掌腳心對腳心，腿外側墊著長條狀毛毯。
3. 身體往後仰躺至瑜伽枕上。
4. 頭部後方用毛巾墊好，以幫助頭部穩定及頸部放鬆。

附註：若有眼枕或小毛巾，亦可覆蓋在眼睛上，以助深層放鬆。

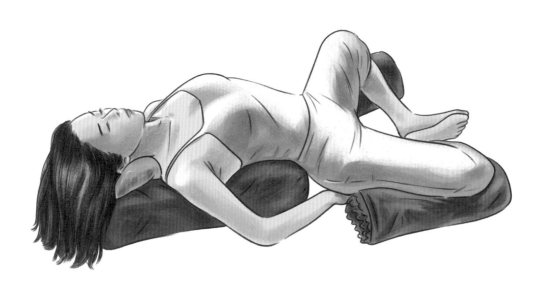

❷ 後彎大休息式 Savasana

1. 將毛毯捲成長條狀備用。
2. 雙腿自然攤開，將長條狀毛毯墊在大腿外側。
3. 身體往後仰躺至瑜伽枕上。
4. 頭部後方用毛巾墊好，以幫助頭部穩定及頸部放鬆。

附註：若有眼枕或小毛巾，亦可覆蓋在眼睛上，以助深層放鬆

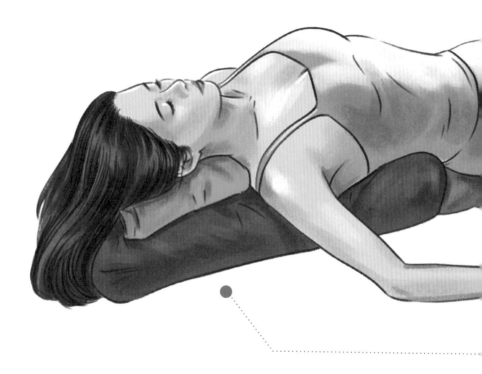

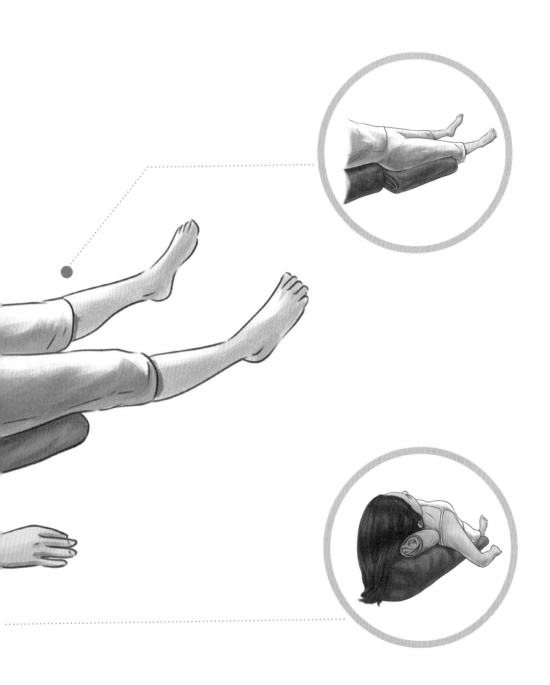

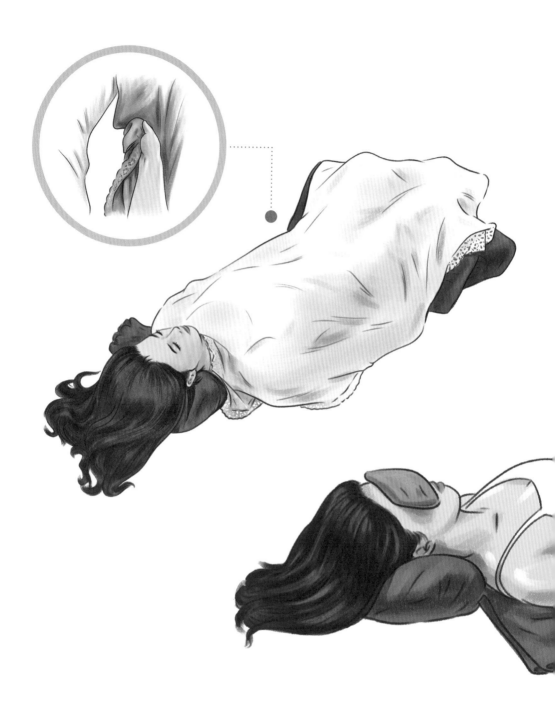

❸ 抬腿大休息式 Savasana

1. 將毛毯鋪在地上。
2. 將瑜伽枕放在大腿與小腿後方。
3. 將另一毛毯折好放在頭部後方支撐頭部。
4. 用眼枕分別放在眼睛與肚臍下方。
5. 可用薄圍巾覆蓋全身。
6. 覆蓋薄圍巾時，手掌可輕握圍巾並包覆手臂。

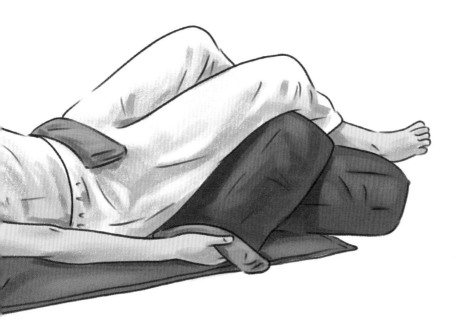

❹ 支持橋式 Supported Setu Bandha

1. 將兩個瑜伽枕以直線並攏。
2. 鋪一個毛毯在瑜伽枕上端。
3. 臀部跨坐於瑜伽枕後，往後躺下，直到肩膀背部觸及地面的毛毯。
4. 將另一毛毯折好放在頭部後方支撐頭部。
5. 用兩條疊好的毛毯放在髖部上方。
6. 用眼枕放於眼睛及雙手手心。
7. 可用薄圍巾覆蓋全身。
8. 覆蓋薄圍巾時，手掌可輕握圍巾並包覆手臂。

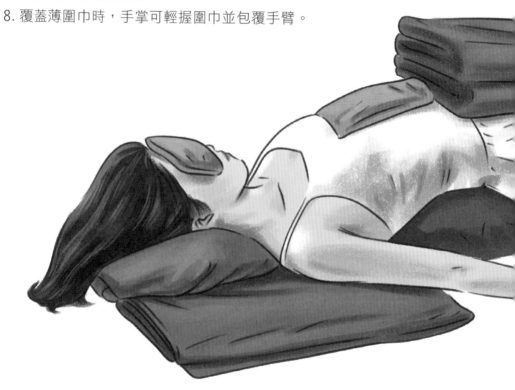

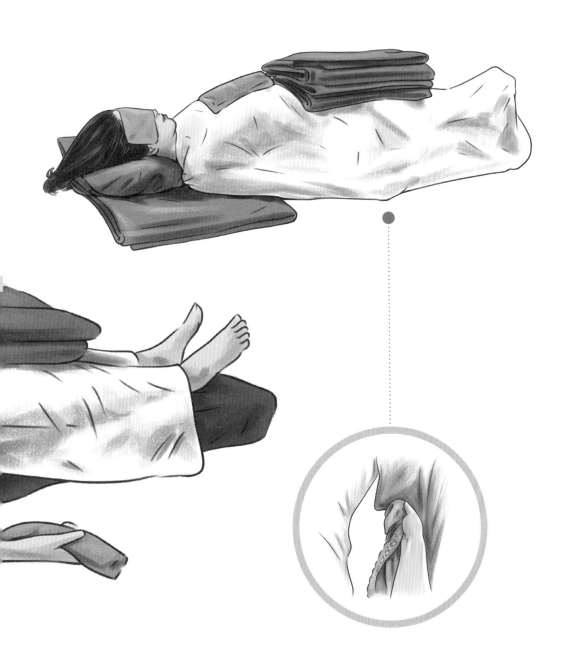

⑤ 面地放鬆式 Downward Facing Relaxation Pose

1. 在瑜伽枕上端鋪兩個疊好的毛毯，下端平鋪一張打開的毛毯。
2. 將大腿中段放在瑜伽枕上並俯臥趴下。
3. 將眼枕放於肩胛骨中間，折好的毛毯放薦骨，另一瑜伽枕放在大腿後方。

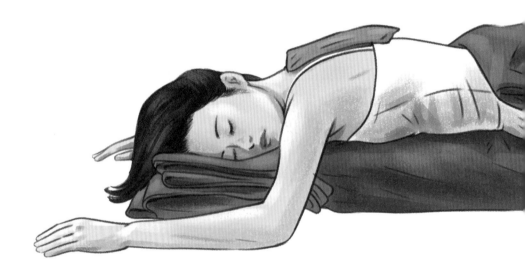

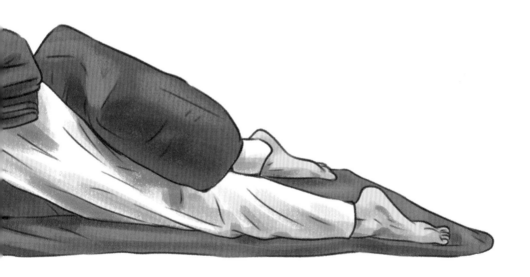

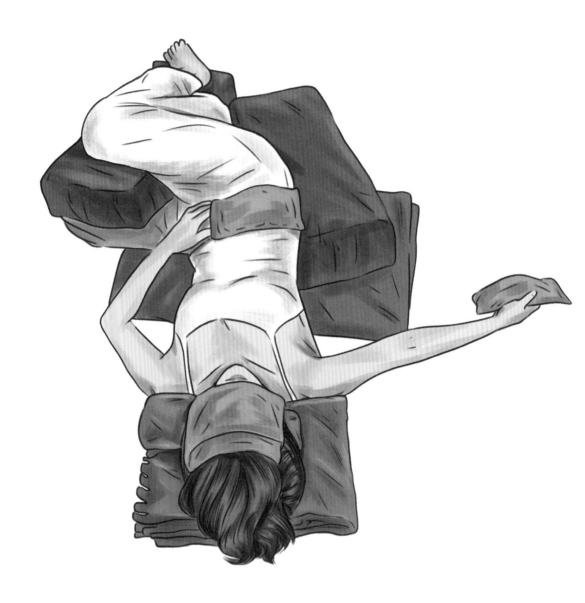

❻ 仰躺扭轉式 Recline Twist

1. 將毛毯鋪在地上。
2. 雙腳夾一個瑜伽枕，雙腿向左側倒。
3. 在薦骨後方用一個瑜伽枕抵住薦骨，給予支持。
4. 用眼枕覆蓋於腹部及手心。
5. 用毛巾包覆頭部及眼睛。
6. 做完左側，可換右側。

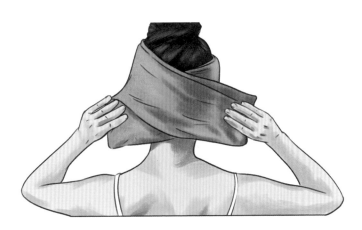

附註：毛巾交叉包覆於頭後方。（如上圖）

1. 將一個瑜伽枕立放於牆上（瑜伽枕後可放一瑜伽磚支持）。
2. 鋪一個毛毯在瑜伽枕，身體躺在瑜伽枕。
3. 雙腳抬起放置於牆上的瑜伽枕。
4. 將另一毛毯折好放在頭部後方支撐頭部。
5. 將兩個眼枕各放在胸前鎖骨兩側。
6. 亦可將一張摺好的毛毯放在腹部下方。
7. 眼罩或重訓用腳踝沙袋亦可放置於手心。

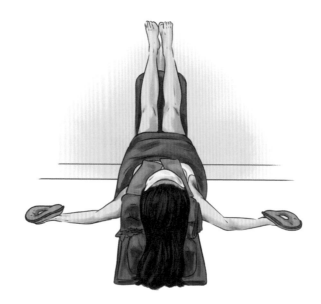

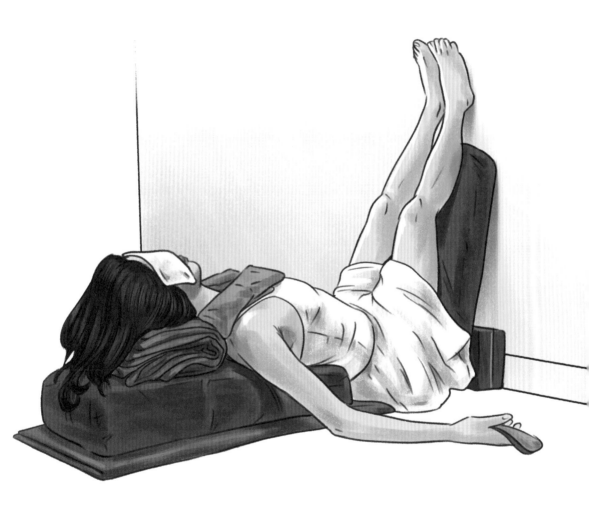

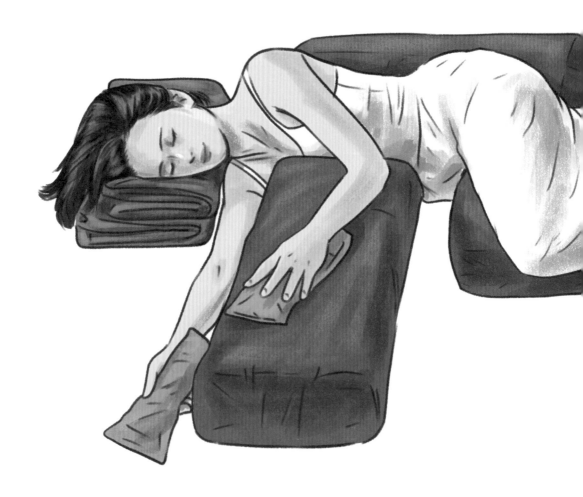

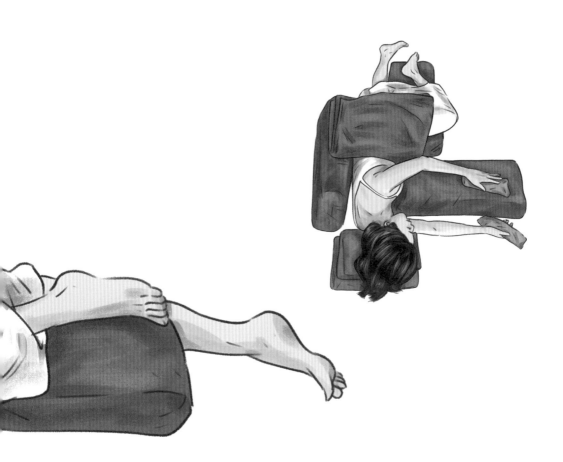

❽ 側躺預設值式 Side lying Default pose

1. 側躺於身體右側，右腿伸直，左腿屈起。
2. 將另一毛毯折好放在頭部後方支撐頭部。
3. 將曲起的左腿用一瑜伽枕墊著。
4. 左手臂用另一瑜伽枕墊著。
5. 背部可再用一瑜伽枕支撐，並用毛毯覆蓋於左髖。

適合練習
靜瑜伽的
生活時刻與族群

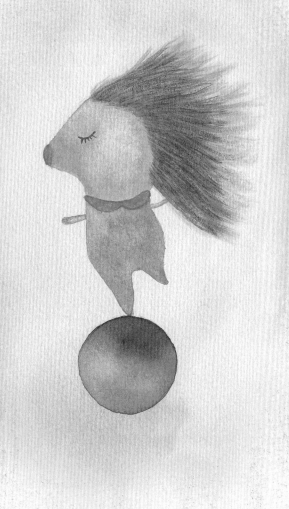

人生中總會有許多特別需要放鬆和觀照自己的時刻，
透過靜瑜伽的練習，
可以讓我們在特殊時期得到支持。
到底什麼時候適合練習靜瑜伽？
適合練習靜瑜伽的對象又是哪些人？
會在本章接下來的內容探討。

5 — 1

負傷時

負傷
可以是
肌肉拉傷
筋膜發炎
經脈淤塞

也可以是
情傷
悲傷
創傷

受傷時
因為身體條件不允許
或
心情低落
而無法練習瑜伽時

難免有「某些東西被剝奪了」的感受

此時
去覺察感受的本身
就是一種練習

可以鼓勵自己敞開心
去體會不同種類的瑜伽練習

或許人生每一個重大事件
都是一個訊號
一個重大的啟示
像根棒子敲頭
告訴我們要醒過來

因為一直以來的生活方式
不再適用於你
不再支持你繼續下去

此時　要　謙卑
要願意停下來

在此時練習靜瑜珈
能幫助你停下腳步
尋找並接受不同的可能性

5 - 2
分手假

生離是
一段感情結束時

我們都還在這世上呼吸
但我們已不是我們

那是多麼地
令人心碎　與　傷痛

那些心中的
遺憾　無奈　酸楚

那些還縈繞在心頭
無法停止重複播放的片段回憶
占據著身心

第五章
適合練習靜瑜伽的生活時刻與族群

我們都經歷過這樣的時刻
但我們都不曾請過分手假

病假得以讓身體休息
但它不像病假　三五天的短暫
喪假可以以儀式告別
但它也不像喪假那樣　名正言順

當感情分崩離析時
我們只好
望著一地的殘破不堪
像能力尚不足的孩子般
盡量收拾好支離破碎的自己

然後
盡其所能地
如常工作
如常生活

在這些日常表象之下
何時能告別與悼念逝去的一切？

那顆隱隱作痛的心
何時得以平撫？

第五章
適合練習靜瑜伽的生活時刻與族群

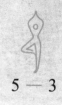

5 — 3

重大傷病

重大傷病
包含癌症治療　瀕死經驗
全身麻醉與半身麻醉的手術

因手術隨之而來的麻醉
都極可能在手術完成後　一年半載內
仍難以恢復與身體的連結

這樣半麻痺的失聯狀態
帶來身心層面的創傷
進入一種「解離」

感覺不到部分的身體
或感覺不到情緒與心靈
在手術事件後的狀態
像是一種被剪斷的感覺

有過因手術而麻醉的經驗
身體經歷了幾乎難以理解的事件
即便理智上可以理解
並不代表經歷事件後
身體神經之間就有良好的溝通聯繫

特別是意外或無預警手術事件
會讓我們感到非常恐懼
有時候
心智會更下意識去抵抗那個感受
經歷事件的當事人
就會因為恐懼把自己包覆起來
而不去感覺身體

即便外在的身體
在手術後　恢復如常
但心智層面
卻
茫然地　被遺留在懸念間：
「到底發生了什麼？」

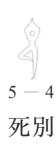

5 — 4

死別

死亡
將還在呼吸這端
與停止呼吸那端

天人永隔

失去親愛的人
或是
如家人般的寵物
那傷痛
都是言語難以形容

深深的
悲慟

亦暗示了

第五章
適合練習靜瑜伽的生活時刻與族群

我們也有這一天的到來

有一天
外在的身體　終將消失於空無

生命的虛無
在內心深處
撞擊出人生大哉問：

「人死後，去了哪裡？」
「我是誰？」
「生命的意義是什麼？」

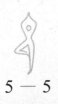

5 — 5

生命中不可承受的輕與重

在生命不同階段中
命運會帶來
種種緣份與契機

也會帶走
種種緣份與關係

這種種重大生命事件
背後隱含的是
生命這位嚴師的用心良苦
祈願人們悟得生命之真義

當緣份來時
承擔與責任　同時亦降臨於肩
是生命中不可承受之　重

第五章
適合練習靜瑜伽的生活時刻與族群

當緣份離開時
承擔與責任　如釋重負
但卻也是
生命中不可承受之
輕

5 — 6
強度運動訓練者

曾有跑馬拉松的朋友　告訴我
跑完一個全馬
要「坐月子」一個月

休息在強度運動訓練　亦是需要的
身心是在
規律鍛鍊　覺知飲食　與　適度休息中
慢慢變得
健康　強壯　有效能

靜瑜伽的練習　可在深度放鬆中
允許身心來到平常其他放鬆方式無法深入的境地

身體變強壯的時刻
並非鍛鍊的時刻
而是休息的時候

第五章
適合練習靜瑜伽的生活時刻與族群

陽剛瑜伽練習者

對陽剛瑜伽練習者而言
由於瑜伽本是探尋身心靈的方式與道途
所以練習自然會漸漸從體位法
進而延伸到心智　意識與　心靈

在瑜伽經中
只有不到 1% 的經文講述體位法
在經文中　講述許多方法
如何將身心靈轉化並提升靈性開展
這是瑜伽練習的最終意義
其經文中最常見的字彙如
知覺　意識　冥想　心靈　天人合一

這些相較於體位法　更為抽象與精微
所以在陽剛練習中　同時配合
靜瑜伽與睡眠瑜伽（Yoga Nidra）的練習
能幫助瑜珈練習者
從練習中
體悟以上瑜伽經所講述的練習意義

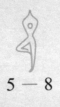

睡眠障礙者

現代人的生活中
常出現睡眠障礙的徵狀

失眠　怎麼睡都感覺睡不飽
睡眠中呼吸終止
都屬睡眠障礙的範疇

導致睡眠障礙的原因有很多
但九成以上的成因屬心理因素
因為心理上的壓力　緊張
甚至意識或信念上的無法放鬆
而導致的睡眠障礙的生理徵狀

靜瑜伽　與　睡眠瑜伽的練習
能幫助
身體　呼吸　心智　與　意識的各層面
來到深層的放鬆與休息
並解開長久以來
意識與信念的過度防衛制約

第五章
適合練習靜瑜伽的生活時刻與族群

5 — 9

照護者

所謂照護者
意指工作內容主要在照顧他人的工作者
例如
護士、醫生、社工、看護、全職媽媽
都算是照護者

由於照護者的工作內容
需要付出極大的體能與專注給照護對象
並因工作屬性常有不可控的緊急狀況
使身心長期耗費
並過度觸發交感神經
導致身心長期處於　戰或逃的狀態

照護者更需要　以深層放鬆的練習
來平衡長期過度交感的神經系統

第五章
適合練習靜瑜伽的生活時刻與族群

瑜伽墊外的
生活覺察

如同其他的瑜伽練習一般，
除了墊上練習外，
生活中也會有許多時刻、需要運用到與靜瑜伽精神相似的覺察練習。
本章將會介紹大家最容易體會到的幾種生活覺察。

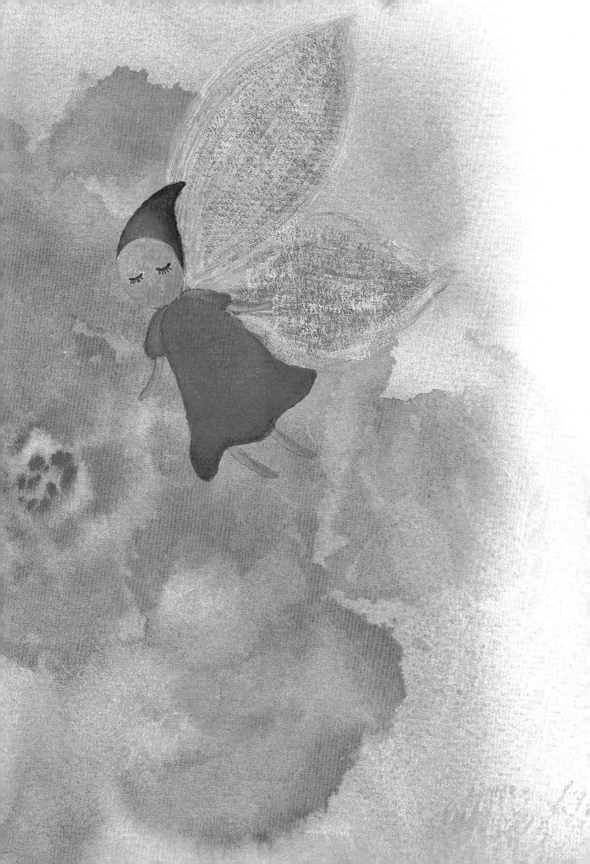

6 — 1

制約是什麼？

制約是心理學入門課裡的舉例

有一隻狗　每當你餵牠肉　就搖動鈴聲
這樣的方式重複多次之後
每當狗狗聽到鈴聲
就會分泌唾液　即便沒有肉在眼前

在生活上的舉例則是
我們從小聽到父母說的話：
「你看，別的小朋友都有穿外套，快把外套穿上！」
造就了我們覺得必須和他人一樣
害怕與他人不同
長大後　父母已不再對我們說這些話
但在群體中　我們仍不自覺地要求自己跟別人一樣
不願也不敢不合群

6－2

制約的存在

制約　從原生家庭開始形塑
從我們感知愛的方式　到對世界的信念與價值
都從此建立

若從小生日時都有蛋糕和禮物等慶生活動
長大後　若伴侶沒有做這些
就會覺得對方不夠愛你
若從小　家中父母克勤克儉　沒有慶生習慣
長大後若被伴侶要求這麼做
就會覺得麻煩與浪費
並開始懷疑　對方是否愛你　適合你

能夠覺察自身的種種制約　超越制約
彼此感受愛與愛人的方式
制約就不再限制　生命的遼闊與可能性

第六章
瑜伽墊外的生活覺察

6 - 3

看見制約

當瑜伽走進你的生活中
種種的制約　會被你帶到瑜伽墊上
習慣性地自我要求完美　用硬撐的方式過生活
或看不慣自己的種種缺點與不足
對自我嚴厲批判與要求
在練習裡　只要透過覺察去看到那個制約
制約的力量就會慢慢鬆開

一個人就能富有覺知地生活
而非以不自覺的慣性活著

我們都值得　好好地活著

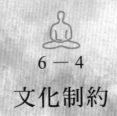

6 — 4

文化制約

曾有練習者問我
為什麼要把自己
從一個沒有那麼舒服的體式帶回來
會這麼困難

因為制約
從小制約被鼓勵要合群
不要打擾別人
不要成為別人的麻煩
要體貼別人的想法
要注重別人的感受
種種種種……

當我們依照慣性
從此角度去考量一切時
我們會忘記
「那我的感覺跟需求是什麼？」

如果總是在擔心別人的想法
都在忙著照顧這些人的觀感
那誰來照顧你自己的需求與感覺？

6 — 5

過度妥協的代價

任何事情的選擇與決定
都無法滿足身邊所有人的期望與想像

換句話說
期望能讓所有人都開心
是不可能的妄想

但是我們害怕深愛的父母　不開心
所以　從小到大
一次　又　一次地　妥協

從選擇的鞋子
到　想讀的科系
從交往的對象
到　就業的選擇

第六章
瑜伽墊外的生活覺察

一次　又　一次地
妥協的代價就是
我們　忘卻了
自己真實的模樣
也　遺棄了
內心靈魂真正渴望活出的一切

6 — 6

為身心服務

我們的文化
鼓勵合群　熱心　奉獻
不給他人添麻煩即是一種美德

這樣的視角
並沒有給予我們太多空間跟內在允許
去察覺自己內在的感受

當身體給你一些感受時
就是身心在與你　呢喃低語

因為是很細微的　呢喃低語
它必須
將心往內走
全世界都安靜下來
才能聽到

第六章
瑜伽墊外的生活覺察

在聆聽之後
能否察覺身心現狀

理不理解自己的身體現在需要什麼
再來是你能不能嘗試為它做點什麼

深深地觀察
並選擇適合身心當下的行為
就是為身心服務
身心會感受到　你對它的愛
它會深深地　謝謝你　也被你溫暖

6 － 7

安心感

對大多數人而言
在靜瑜伽練習中
身上的重量感
是幫助放鬆的要素
讓練習感覺更安心

但　它不是必然是個公式
也就是說
並非每個人都適用

我們生活的這個星球
這個叫做地球的地方
地心引力　讓所有一切落向地面

第六章
瑜伽墊外的生活覺察

當思緒很活躍的時候
大部分的氣集中於頭部
此時
若有個重量
幫助身體一切走向地面
走向地心引力
就像一種船錨的力量
讓我們感覺下沉而放鬆

但不是每個人　時時都喜歡這種感受
這與不同的身心狀態也有關係

也許這段時間喜歡
下一段時間　接下來幾個月
不盡然這麼喜歡

內在感受

會因生活環境與壓力

隨身心狀態而改變

當身心　處於高壓或極交感狀態時

被重量壓著時

有被箝制住的感覺

而浮現恐懼感

此時

要選擇當下最適合自己的方式

第六章
瑜伽墊外的生活覺察

6 － 8

理解自己的舒適

很多練習者會訝異
需要多少的經驗與練習
才能找到真正適合自己的舒適

因為在此之前
我們從來不知道適合自己的舒適
到底

是什麼

我們每個人彷彿都有著一道屏障
可以一直咬牙忍耐

就像我們在生活裡
忍耐著擠滿人的車廂
忍耐下大雨時　還要騎車的不便
忍耐下班時交通壅塞
忍耐老闆的要求
忍耐著人際關係中的不適

直到

我們徹徹底底地忘記

適合自己的舒適

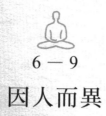

6 — 9

因人而異

了解自己的舒適

並不是每個人　在每個階段都喜歡被包覆
有些人說
像狗狗一樣躺在冰冰涼涼的地板
讓我覺得很舒服

能允許適合自己當下的舒適
很棒

請允許自己這樣做
沒有關係呀

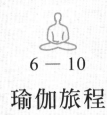

6 — 10

瑜伽旅程

每個人與瑜伽的緣份都不同

也許
從來不曾嘗試一堂瑜伽課
但
從　跑步、游泳、太極、重訓健身中
領略了身體　心智
的內在世界

也許
從嘗試第一堂瑜伽課或運動後
它們就一直陪伴著你的生活

若干年後
種種重大生命事件

第六章
瑜伽墊外的生活覺察

淬煉了人生

經歷了　結婚　生子　工作轉換
經歷了　病苦　與　生離死別
人事物　之　日星月移

倘若　此時

瑜伽和運動還在呼吸與生活裡

它們已然成為
一種生活的方式　與　態度

6 — 11

放鬆地生活

當要做一件事
不論是學習一個課程
或是　聽一場演講
或是　買一本書
或是　參與一個朋友的邀約

暫時放下用「目的性」去看這件事

意思是　即便
當我們不確定這件事情能夠得到多少報酬
有多少效能的時候

還是鼓勵自己
懷著敞開的心去經驗
這就是放鬆地生活

第六章
瑜伽墊外的生活覺察

雖然
生活仍有現實面要顧

房租要付
房貸要繳
各類帳單會來
孩子父母要照顧

但

世界各地
絕大多數的人們
所面臨生活的種種

好像也不過如此

第六章
瑜伽墊外的生活覺察

第
七
章

心靈、夢境
與直覺

層鞘的肉身層，可以透過肌肉與骨骼來練習，
能量則可透過呼吸來觸及。
情緒與心智，
是透過正念覺察來意識舊有的制約。
而潛意識，除了透過夢境來觸及，並無他法，
因此，本章將針對夢境與潛意識來說明。

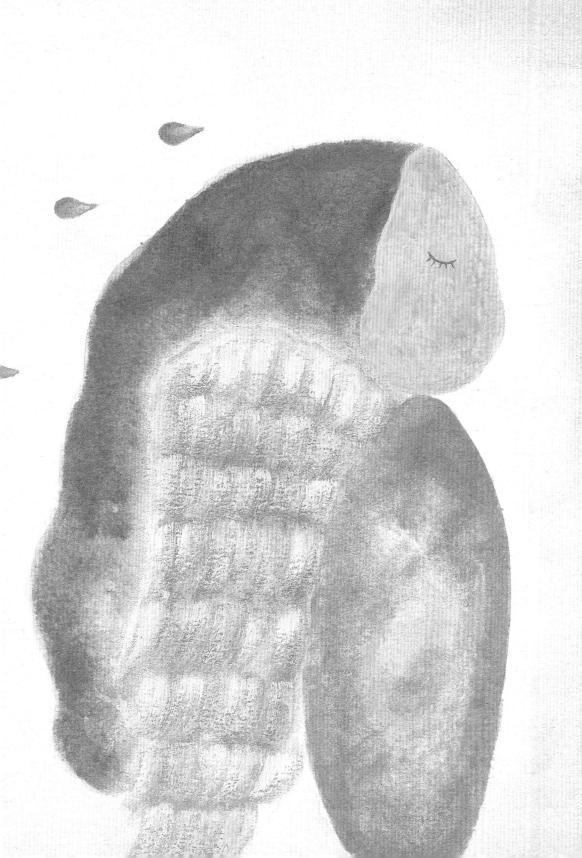

7 — 1
身心靈放鬆的祕密

深層放鬆的祕密
在富有意識的自我允許

允許自己在忙碌中按下暫停鍵
而不覺得暫停時
會錯失或是少了什麼

允許自己在暫停的時間中

可以

好好放鬆
好好休息

讓放鬆的時間與空間
成為自我關愛和自我照顧的天地
將專注傾注於自身的每個感受
身體被支持的輕盈感
肌肉的放鬆感
皮膚上微乎其微的觸覺

此時
像立足於天地間的一棵樹
隨風搖擺
生意盎然地停駐於此

已然俱足
已然圓滿

7 — 2

我是誰？

在人生的某一刻
心中總會升起如是　大哉問

我是誰？

我從何而來？
又往何處去？

我生命的意義是什麼？

意識層的種種

個人意識
即在個人日常表層
在外可觀察到　及浮現於世

個人潛意識
對其個體有獨特意義
但不易察覺
僅能透過夢境傳遞其寓意

集體意識
即是外在的世界
世上各人類文化與社會形塑出的種種共同價值

集體潛意識
從人類學的進化史中
地球上各文化的世代祖先
經歷種種生命經驗的累積
形成大腦內各種經驗的資料庫

第七章
心靈、夢境與直覺

7 — 4

純粹地活著

We can be relax, but not lazy.
放鬆不是散漫

人可以在做一些事的同時
擁有放鬆與允許的內在

在生活中
有意識地　安排時間去大自然
有意識地　做　一些看起來沒什麼的事

日出、日落、鳥鳴
樹枝隨風搖曳
都無聲地教導我們
純粹的美好

慢慢地散步
躺在草地望著天空
看著窗外的紛紛細雨
或
山嵐的雲霧

這不是偷懶
不是浪費時間

而是純粹地　活著

什麼是睡眠瑜伽（Yoga nidra）

Yoga 顧名思義是瑜伽
nidra 的意思是睡眠
但練習的目的並非為了睡覺
而是讓我們的身體先來到一個非常放鬆的狀態
所使用的技巧
是以口語引導的身體掃描（body scan）的方式進行

進入後會呈現
介於清醒與睡著間的狀態
從表層意識進入潛意識或無意識的層面
透過聽覺
專注於單點的放鬆方式

經常練習
能夠免於莫名的恐懼跟害怕
並能釋放身心內在的緊張與壓力
進而激發更多的潛能、學習力及創造力

觸及潛意識與無意識的管道

心理學家榮格認為
心理分析的目的
是為了要完成個體化
讓一個人
對其意識　潛意識及無意識
有更完整的意識與深入了解
其深入的過程
即是個體化的過程

藝術是種心靈內在自我對話的展現
內在與自我對話可透過藝術的表現
讓無意識中的情感與渴望
透過藝術表現將意識導入無意識

藝術彰顯的管道與方式非常豐富
舉凡繪畫、寫作、音樂、戲劇、舞蹈
都可成為觸及無意識的管道

本書獻給我的父母，

謝謝你們給予我可貴的生命

Beautiful Life　69

心靈靜瑜伽 瑜伽的文藝復興

作　　者 / Michelle Chu
教學插畫 / Arthur Wu
責任編輯 / 韋孟岑

版　　權 / 黃淑敏、翁靜如、邱珮芸
行銷業務 / 莊英傑、黃崇華、李麗淳
總 編 輯 / 何宜珍
總 經 理 / 彭之琬
事業群總經理 / 黃淑貞
發 行 人 / 何飛鵬
法律顧問 / 元禾法律事務所 王子文律師
出　　版 / 商周出版
　　　　　台北市104中山區民生東路二段141號9樓
　　　　　電話：(02) 2500-7008　傳眞：(02) 2500-7759
　　　　　E-mail：bwp.service@cite.com.tw
　　　　　Blog：http://bwp25007008.pixnet.net./blog
發　　行 / 英屬蓋曼群島商家庭傳媒股份有限公司城邦分公司
　　　　　台北市104中山區民生東路二段141號2樓
　　　　　書虫客服服務專線：(02)2500-7718、(02) 2500-7719
　　　　　服務時間：週一至週五上午09:30-12:00；下午13:30-17:00
　　　　　24小時傳眞專線：(02) 2500-1990、(02) 2500-1991
　　　　　劃撥帳號：19863813　戶名：書虫股份有限公司
　　　　　讀者服務信箱：service@readingclub.com.tw
　　　　　城邦讀書花園：www.cite.com.tw
香港發行所 / 城邦（香港）出版集團有限公司
　　　　　香港灣仔駱克道193號超商業中心1樓
　　　　　電話：(852) 25086231傳眞：(852) 25789337
　　　　　E-maiL：hkcite@biznetvigator.com
馬新發行所 / 城邦(馬新)出版集團【Cité (M) Sdn. Bhd】
　　　　　41, Jalan Radin Anum, Bandar Baru Sri Petaling, 57000 Kuala Lumpur, Malaysia.
　　　　　電話：(603)90578822　傳眞：(603)90576622　E-mail：cite@cite.com.my

美術設計 / COPY
印　　刷 / 卡樂彩色製版印刷有限公司
經 銷 商 / 聯合發行股份有限公司　電話：(02)2917-8022　傳眞：(02)2911-0053

2019年（民108）10 月03日初版
定價480元　Printed in Taiwan
ISBN 978-986-477-730-3　著作權所有，翻印必究

城邦讀書花園
www.cite.com.tw

國家圖書館出版品預行編目

心靈靜瑜伽：瑜伽的文藝復興 / Michelle Chu 圖.文. -- 初版. -- 臺北市：商周出版：家傳媒城邦分公司發行，
民108.10　192面；　17x23公分 -- (Beautiful life ; 69)
ISBN 978-986-477-730-3(平裝)　1. 瑜伽　411.15　108014741

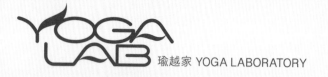
瑜越家 YOGA LABORATORY

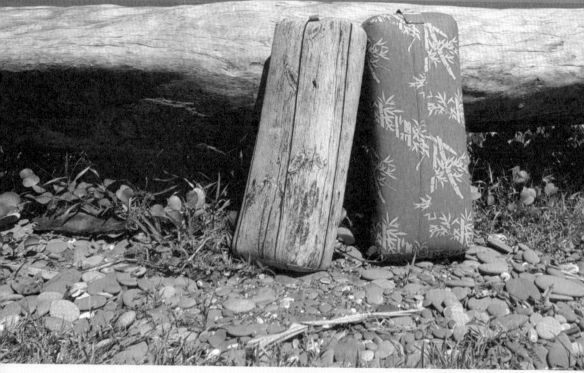
相輔相成
宜室宜家

瑜伽輔具首選

Line

蝦皮

Yahoo

FB

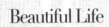
Beautiful Life

Beautiful Life